BEI GRIN MACHT SICH IHR WISSEN BEZAHLT

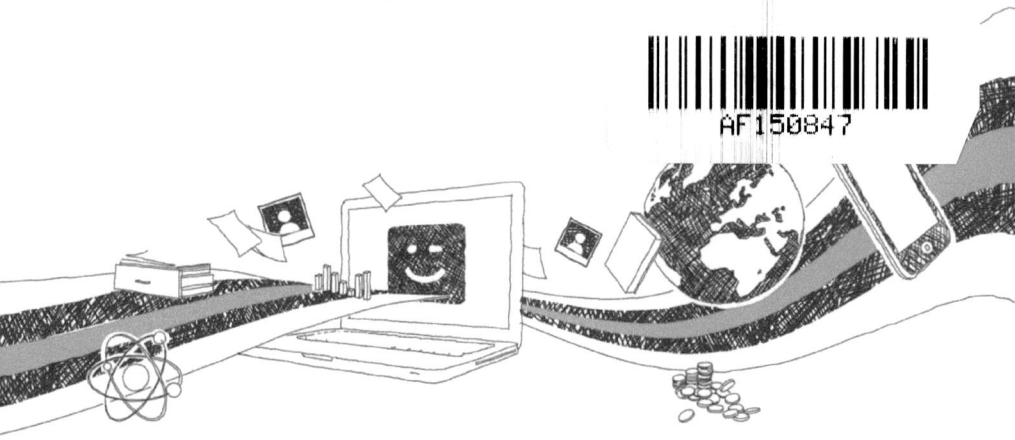

AF150847

- Wir veröffentlichen Ihre Hausarbeit,
  Bachelor- und Masterarbeit

- Ihr eigenes eBook und Buch -
  weltweit in allen wichtigen Shops

- Verdienen Sie an jedem Verkauf

Jetzt bei www.GRIN.com hochladen
und kostenlos publizieren

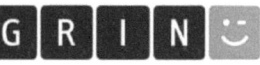

Anni Ge

Hilfsmittelversorgung von Schädelhirntraumaverletzten

GRIN Verlag

Bibliografische Information der Deutschen Nationalbibliothek:

Die Deutsche Bibliothek verzeichnet diese Publikation in der Deutschen National-
bibliografie; detaillierte bibliografische Daten sind im Internet über http://dnb.d-
nb.de/ abrufbar.

Impressum:

Copyright © 2014 GRIN Verlag GmbH
Druck und Bindung: Books on Demand GmbH, Norderstedt Germany
ISBN: 978-3-656-87511-6

Dieses Buch bei GRIN:

http://www.grin.com/de/e-book/287187/hilfsmittelversorgung-von-schaedelhirn-
traumaverletzten

GRIN - Your knowledge has value

Der GRIN Verlag publiziert seit 1998 wissenschaftliche Arbeiten von Studenten, Hochschullehrern und anderen Akademikern als eBook und gedrucktes Buch. Die Verlagswebsite www.grin.com ist die ideale Plattform zur Veröffentlichung von Hausarbeiten, Abschlussarbeiten, wissenschaftlichen Aufsätzen, Dissertationen und Fachbüchern.

Besuchen Sie uns im Internet:

http://www.grin.com/

http://www.facebook.com/grincom

http://www.twitter.com/grin_com

Inhaltsverzeichnis

Literaturverzeichnis

Active Education (Hrsg.): Tobii I-12, online im Internet: http://active-education.ch/index.php/de/kommunikation-sprache/symbol-undschriftbasiertehilfsm/ds-739-1368655388-detail [10.12.2014]

Deutsche Gesetzliche Unfallversicherung und Sozialversicherung für Landwirtschaft, Forsten und Gartenbau (Hrsg.): Leistungen zur Teilhabe am Leben in der Gemeinschaft, http://www.dguv.de/medien/inhalt/rehabilitation/documents/position20 10-05-26.pdf [02.12.2014]

Dudenverlag (Hrsg.): Hilfsmittel, online im Internet: http://www.duden.de/rechtschreibung/Hilfsmittel [19.11.2014]

Messe Düsseldorf GmbH (Hrsg.): Daten & Fakten, Selbstbestimmt leben, online im Internet: http://www.rehacare.de/cipp/md_rehacare/custom/pub/content,oid,33 306/lang,1/ticket,g_u_e_s_t/~/Daten_Fakten.html [19.11.2014]

Messe Düsseldorf GmbH (Hrsg.): Firmen und Produkte, Aussteller- und Produktsuche, online im Internet: http://www.rehacare.de/cipp/md_rehacare/custom/pub/show,lang,1/ oid,22063/kevent,search/search_string,hirnsch%25C3%25A4digun g/page_id,1/~/Web-ProdSearch/prod_result/#product_informations [19.11.2014]

Messe Düsseldorf GmbH (Hrsg.): REHA Vista, online im Internet: http://www.rehacare.de/cipp/md_rehacare/custom/pub/show,lang,1/oi d,22063/local_lang_id,1/xa_nr,2393876/~/Web-ProdDatasheet/prod_datasheet#3736 [10.12.2014]

Mosch, Marion: Berufliche und soziale neuropsychologische Rehabilitation, 27.06.2014 Vortrag in Hennef (Profil Reha-Mangement), Folie 8.

NCSys (Hrsg.): Integriertes Therapie System, Computergestützte neuropsychologische und neurolinguistische Therapie, 2011, online im Internet: http://www.ncsys.de/index.html [19.11.2014]

NCSys (Hrsg.): Integriertes Therapie System, Die ITS-Therapiemodule für die neuropsychologische Rehabilitation, 2011, online im Internet: http://www.ncsys.de/StartNeurops.html [19.11.2014]

NCSys (Hrsg.): Integriertes Therapie System, Die ITS-Therapiemodule für die Sprachtherapie, 2011 , online im Internet: http://www.ncsys.de/StartAphasie.html [19.11.2014]

NCSys (Hrsg.): Integriertes Therapie System, Die ITS-Therapiemodule – REWI (Reaktivierung von Alt- und Schulwissen), 2011, online im Internet:http://www.ncsys.de/StartRewi.html [19.11.2014]

Onmeda (Hrsg.): Schädel-Hirn-Trauma (SHT): Häufige Unfallfolge, Online im Internet: http://www.onmeda.de/krankheiten/schaedel-hirn-trauma.html [20.11.2014]

Ratgeber Schädelhirntrauma (Hrsg.): Informationen für Betroffene und Angehörige, Online im Internet: http://schaedelhirntrauma.net/ [20.11.2014]

REHAVIASTA GmbH (Hrsg.): Tobii I-12 mit Augensteuerung, 2014, online im Internet: http://www.rehavista.de/?at=Produkte&ag=14&f=ad&p=14601 [10.12.2014]

Rickels, Eckhard et al.: Schädel-Hirn-Verletzung, Epidemiologie und Versorgung, Ergebnisse einer prospektiven Studie, 1.Auflage, 2006.

Schön-Kliniken (Hrsg.): Schädel-Hirn-Trauma, Online im Internet: http://www.schoen-kliniken.de/ptp/medizin/nerven/ereignis/schaedel-hirn-trauma/ [20.11.2014]

Tobii Technology (Hrsg.): Grenzenlose Kommunikation – immer und überall, 2011, online im Internet: http://www.tobii.com/de/assistive-technology/germany/produkte/hardware/tobii-i-serie/ [10.12.2014]

Tobii Technology (Hrsg.): Grenzenlose Kommunikation – immer und überall, 2011, online im Internet: http://www.tobii.com/Global/Assistive/GmbH/AT%20Brosch%C3%BCren/Hardware/Tobii_I-Series_Borchure_final_DE.pdf?epslanguage=de [10.12.2014]

ZNS (Hrsg.): Wissenswertes zum Thema Schädelhirnverletzungen, 12.05.2010, online im Internet: http://www.hannelore-kohl-stiftung.de/Praevention/2010_mehr_sicherheit_auf_deutschlands_str assen/2010_mehr_sicherheit_facts_sht/[02.12.2014]

Abkürzungsverzeichnis

CT	Computertomographie
CURE	Computer Unterstützte Rehabilitation
ITS	Integriertes Therapie System
MRT	Magnetresonanztomographie
NCSys	NeuroCognitive Systems
REWI	Reaktivierung von Alt-und Schulwissen
SHT	Schädelhirntrauma
ZNS	Hannelore Kohl Stiftung

1. Einleitung

Laut einer Statistik der Hanelore Kohl Stiftung erleidet alle zwei Minuten ein Mensch in Deutschland eine Schädelhirnverletzung, 270.000 Menschen jedes Jahr. Dabei ist ca. die Hälfte der Unfallopfer jünger als 25 Jahre. Zu dieser Statistik zählen nicht nur die Schwerstfälle, sondern auch die leichteste Form der Schädelhirnverletzung, die Gehirnerschütterung. [1] Diese Zahlen verdeutlichen, welche große Bedeutung der Behandlung einer Schädelhirnverletzung zukommt, da es sich um eine Schädigung des Gehirnes handelt, welches für die Steuerung jeglicher Körperfunktionen zuständig ist. Besonders bei der stärksten Form des Schädelhirntraumas ist eine frühestmögliche Rehabilitation in einer dafür zuständigen Klinik unabdingbar, da dies einen großen Einfluss auf den weiteren Heilverlauf der Betroffenen nimmt. Somit besteht die Möglichkeit, einen Einfluss auf die Schwere der Einschränkung zu nehmen und diese ggf. zu mindern.

Im Rahmen unserer Hausarbeit haben wir uns mit der Thematik der Hilfsmittelversorgung für Menschen mit erworbener Hirnschädigung befasst. Um zunächst einen ersten Einblick in die Thematik zu geben, wird zu Beginn der Hausarbeit das Krankheitsbild des Schädelhirntraumas erläutert. Um zu verdeutlichen, wie umfangreich solch eine Hirnschädigung ist und welche Folgen sie mit sich bringt, wird ein Fall aus der Praxis vorgestellt. Besonders auffallend ist dabei, welche verschiedenen Hilfsmittel notwendig sind, um sowohl die Einschränkungen zu kompensieren, als auch eine Teilhabe am Leben in der Gemeinschaft und der Arbeitswelt ermöglichen zu können. Um den stetigen Fortschritt der Hilfsmittelversorgung zu gewährleisten, bietet die Messe REHACARE die Möglichkeit, sich über den aktuellen Stand der Hilfsmittelversorgung zu informieren. In diesem Zusammenhang werden alternative und innovative Versorgungsmöglichkeiten vorgestellt.

---

[1] Vgl. ZNS (Hrsg.), Schädelhirnverletzungen, 2010, http://www.hannelore-kohl-stiftung.de [02.11.2014].

2. Allgemeinheiten zum Krankheitsbild des Schädelhirntraumas

Unter einem Schädelhirntrauma (SHT) versteht man eine Verletzung des Kopfes durch Gewalteinwirkung von außen, genauer des Schädelknochens, bei der auch das Innere des Schädels verletzt wird: das Gehirn, die zerebralen Blutgefäße sowie die Hirnhaut. Die Folgen eines Schädelhirntraumas können gefährliche Blutungen oder Ödeme im Gehirn sein, die die Gehirnfunktionen beeinträchtigen können. [2] Von einem offenen SHT spricht man, wenn Kopfhaut, Schädelknochen und Hirnhaut zerrissen wurden. Die Schwere der Verletzung zieht meist eine chirurgische Öffnung des Schädels mit sich. Diese Form des Schädelhirntraumas gilt als besonders gefährlich, u. a. da das empfindliche Hirn den Schutz der Schädeldecke zeitweise verliert und Verunreinigungen ausgesetzt ist, die zu Infektionen führen können.[3] Die Schädelhirntraumata werden nach der Glasgow-Koma-Skala in drei verschiedene Schweregrade eingeteilt. Sie unterscheiden sich nach der Schwere der Verletzung sowie dem Grad der Funktionsausfälle im Hirn und helfen bei der Bewertung, wie stark ein Patient von Beeinträchtigungen des Schädelhirntraumas betroffen ist. Äußerliche Merkmale in der Definition und Bewertung sind:

- Augen: Ist der Patient mit Schädelhirntrauma in der Lage die Augen zu öffnen, wenn man ihn anspricht?
- Sprache: Kann der Patient auf Fragen verständlich antworten oder gibt er nur Laute von sich?
- Motorik: Kann der Patient auf Schmerz reagieren? Falls er reagiert: Beugt er dabei seine Arme oder streckt er sich?

Bei der Glaskow-Koma-Skala werden die Schweregrade durch Punkte definiert, deren Höchstsumme bei 15 Punkten liegt und zur Einordnung des Schweregrades eines Schädelhirntraumas herangezogen wird. Mit ihm kann ein Notarzt die Schwere einer Verletzung schnell beurteilen. Es wird in folgende Grade unterteilt:

---

[2] Eckhard Rickels et al. (Hrsg.): Schädel-Hirn-Verletzung, Epidemiologie und Versorgung, Ergebnisse einer prospektiven Studie, 1.Auflage, 2006
[3] Vgl. Ratgeber Schädelhirntrauma (Hrsg.): Informationen für Betroffene und Angehörige, Online im Internet: http://schaedelhirntrauma.net/ [13.11.2014]

Schädelhirntrauma 1. Grades (Commotio cerebri) = (13-15 Punkte): Diese Art eines Schädelhirntraumas ist allgemein bekannt als Gehirnerschütterung. Es ist die leichteste Form des Schädelhirntraumas und geht mit einer vorübergehenden Beeinträchtigung der Gehirnfunktionen einher, die nach ca. vier Tagen wieder zurückkehren. In der Computertomografie (CT) sind dabei keine Schädigungen des Gehirns zu sehen.

Schädelhirntrauma 2. Grades (Contusio cerebri) = (9-12 Punkte): Hier kommt es zu neurologischen Störungen. Eine Bewusstlosigkeit hält meist länger als 15 Minuten an. Beobachtbare Störungen wie mangelndes Schmerzempfinden oder Lähmungen reduzieren sich i. d. R. innerhalb von etwa vier Wochen, während Schwindelgefühle, Konzentrationsprobleme oder Kopfschmerz als vegetative Beeinträchtigungen jahrelang anhalten können. Patienten mit einem Schädelhirntrauma 2. Grades werden meist auf der Intensivstation betreut.

Schädelhirntrauma 3. Grades (Compressio cerebri) = (8 Punkte und weniger): Hier hält die Bewusstlosigkeit aufgrund des eingeklemmten Gehirns über eine Stunde an, die vegetativen Störungen (z. B. Kopfschmerzen) sowie die neurologischen Ausfälle sind oft gravierend. Der Patient mit einem Schädelhirntrauma 3. Grades leidet häufig an Krämpfen und meist ist durch Hirnblutungen ein Ödem entstanden. Die möglichen Folgeerscheinungen wie Lähmungen, wiederkehrende Krämpfe oder psychische Veränderungen bei dieser Form des Schädelhirntraumas sind häufig irreparabel, deren Umfang hängt davon ab, an welcher Stelle das Gehirn verletzt wurde.[4]

2.1 Wie Häufig ist ein Schädelhirntrauma?

Das SHT stellt in Deutschland eine der häufigsten Todesursachen dar, insbesondere bei Männern unter 30 Jahren. Eindeutige Daten zur Häufigkeit sind dabei allerdings schwer zu erheben, da ein großer Teil der Patienten mit einem leichten SHT keine medizinische Behandlung wahrnimmt. Allerdings wäre auch hier, insbesondere bei Risikopatienten

---

[4] Vgl. Schön-Kliniken (Hrsg.): Schädel-Hirn-Trauma, http://www.schoen-kliniken.de [13.11.2014].

9

(z. B. Alter > 65Jahre), eine stationäre Behandlung und gegebenenfalls weitere Diagnostik erforderlich, da Symptome wie Bewusstseinsstörungen erst mit einer gewissen zeitlichen Verzögerung eintreten können. Die Zahl der Patienten in Deutschland mit einem SHT liegt bei etwa 280.000 pro Jahr. 80% der stationär aufgenommen Patienten weisen dabei ein leichtes Schädelhirntrauma, jeweils 10% ein mittelgradiges bzw. schweres SHT auf. Etwa 10.000 Patienten versterben jährlich an den unmittelbaren und mittelbaren Folgen eines SHT, fast 5.000 werden zu Pflegefällen. Diese Zahl sinkt allerdings aufgrund der demografischen Entwicklung diese Zahl von Jahr zu Jahr.[5]

Bei **90 % der Menschen**, die ein SHT erleiden, handelt es sich um ein leichtes SHT, auch Gehirnerschütterung genannt. Nur in etwa 5% der Fälle liegt ein mittelschweres und in 5% der Fälle ein schweres SHT vor. Etwa 30% der Menschen mit Schädel-Hirn-Trauma sind unter 16 Jahre alt.[6]

2.2 Häufige Symptome eines Schädelhirntraumas

Folgende Symptomen weisen oftmals auf ein Schädelhirntrauma hin:

- Kopfschmerzen
- Übelkeit/Erbrechen
- Nackenschmerz/-steife
- klare oder wässrige Flüssigkeit tritt aus Nase und Ohr aus
- Schwindel, Puls- und Blutdruckschwankungen
- Bluterguss unter den Augen
- Licht-/Geräuschempfindlichkeit, Geruchs-/Geschmacksstörungen
- Depressive Verstimmung, Apathie
- Leistungseinbußen, Reizbarkeit, Schlafstörungen
- Unterschiedlich große Pupillen auf der rechten und linken Seite
- Bewusstseinseintrübung
- gestörte Atemfunktion
- Herz- und Kreislaufprobleme[7]

[5] Vgl. Schön-Kliniken (Hrsg.), Schädel-Hirn-Trauma,http://www.schoen-kliniken.de [13.11.2014].
[6] Vgl. Onmeda (Hrsg.): Schädel-Hirn-Trauma (SHT), Häufige Unfallfolge, http://www.onmeda.de[13.11.2014].
[7]Vgl. Ratgeber Schädelhirntrauma (Hrsg.): Informationen für Betroffene und Angehörige, http://schaedelhirntrauma.net/[13.11.2014].

Hier wird zwischen funktionellen und neuropsychologischen Beeinträchtigungen unterschieden. Funktionelle Beeinträchtigungen sind solche, die sichtbar sind, neuropsychologische sind Beeinträchtigungen, die nicht sichtbar sind.[8]

2.3 Wie wird ein Schädelhirntraume festgestellt und behandelt?

Die wichtigsten Untersuchungen sind dabei CT oder MRT, bei denen der Kopf des Patienten geröntgt wird. Dabei sind Schädelbrüche und Blutungen im Gehirn gut zu erkennen.[9] Wie ein SHT behandelt wird, hängt davon ab, was für ein Schweregrad in dem individuellen Fall vorliegt. Bei einem leichten SHT können z.b. auftretenden Kopf- oder Nackenschmerzen durch Medikamente oder Physiotherapie entgegengewirkt werden. Bei einem schweren Trauma treten häufig Schwellungen und/oder Blutungen auf, die oftmals auch operiert werden müssen. Damit der Schweregrad und die Verletzungen bestimmt werden können, werden unterschiedliche Diagnoseschritte durchgeführt.

3. Alternative bzw. innovative Versorgungsmöglichkeiten auf der REHACARE

Die Hilfsmittelversorgung bei Schädelhirnverletzten ist, genau wie das Krankenbild selbst, sehr komplex und spezifisch. Je nach Fallkonstellation ist der optimale Hilfsmittelbedarf zu ermitteln, da sich dieser an den individuellen Gegebenheiten des Patienten und der Verletzung orientiert. Im Folgenden wird aufgrund dessen lediglich die alternative bzw. innovative Hilfsmittelversorgung auf der REHACARE beleuchtet.

Die REHACARE ist die weltweit größte Fachmesse für Rehabilitation, Prävention, Inklusion und Pflege und wird jährlich in Düsseldorf veranstaltet. Sie bietet mehr als 800 Ausstellern aus aller Welt die Möglichkeit ihre Produkte über diese Informations- und Kommunikationsplattform zu präsentieren.[10] Hilfsmittel haben den Nutzen einen bestehenden körperlichen Defekt auszugleichen. Sie verbessern in

---

[8] Vgl. Mosch, Berufliche und sozialeneuropsychologische Rehabilitation, 27.06.2014 Vortrag in Hennef (Profil Reha-Management), Folie 8.

[9] Vgl. Schön-Kliniken (Hrsg.): Schädel-Hirn-Trauma, http://www.schoen-kliniken.de[13.11.2014].

[10] Vgl.Messe Düsseldorf GmbH (Hrsg.): Daten & Fakten,http://www.rehacare.de[19.11.2014]

diesem Sinne nicht den körperlichen Zustand sondern gleichen die damitverbundenen Beeinträchtigungen im täglichen Leben aus.[11] Auf der REHACARE wurden innovative Versorgungsmöglichkeiten vorgestellt, die dasselbe Ziel wie Hilfsmittel, jedoch mit unterschiedlichen Ansätzen verfolgen. In diesem Zusammenhang werden im Folgenden zwei innovative Versorgungsmöglichkeiten vorgestellt, wobei zum einen ein Hilfsmittel im eigentlichem Sinne vorgestellt wird und zum anderen ein weiteres, welches das Ziel verfolgt, den körperlichen Zustand an sich zu verbessern.

3.1. Das Integrierte Therapie System

Das Integrierte Therapie System (ITS) ist ein computergestütztes Rehabilitationssystem für neuropsychologische und neurolinguistische Therapie. ITS trainiert unterschiedliche kognitive Bereiche des Menschen und beruht dabei auf neusten wissenschaftlichen Erkenntnissen. Es besteht aus den drei einzelnen Therapiemodulen CURE, aphasiaware und REWI, die jeweils sechs bis zwölf verschiedene Aufgabentypen besitzen. Um jedem Patienten ein den Fähigkeiten entsprechendes Training zu bieten, besitzt jeder Aufgabentyp verschiedene Schwierigkeitsstufen, die automatisch an die Fähigkeiten und den Fortschritt des Patienten angepasst werden. Da der Patient jeder Zeit weder unter- noch überfordert wird, ist ein erfolgreiches Training gesichert. Während des gesamten Trainings werden alle übungsrelevanten Daten kontinuierlich erfasst, was eine effektive Verlaufskontrolle durch den Therapeuten ermöglicht. Dadurch kann im Laufe der Therapie das Therapieziel angepasst und gleichzeitig der Therapieverlauf der Patienten dokumentiert werden.[12]

CURE – Computer unterstütze Rehabilitation ist ein Therapiemodul von ITS und ist auf die Neuropsychologie spezialisiert. Es wurde für Menschen mit Hirnschädigungen entwickelt und kann in jeder Phase der Rehabilitation eingesetzt werden. CURE besitzt unter anderem die Therapiemodule Aufmerksamkeit, logisches Denken, Wahrnehmung,

---

[11] Vgl. Dudenverlag (Hrsg.): Hilfsmittel, http://www.duden.de[19.11.2014]
[12] Vgl. NCSys (Hrsg.), neuropsychologische und neurolinguistische Therapie, 2011http://www.ncsys.de/index.html[19.11.2014].

räumliche kognitive Leistung und Gedächtnis. Einige Aufgabentypen des Therapiemodules Gedächtnis sind verbales Gedächtnis, Bildgedächtnis und Zahlengedächtnis.[13]

Die aphasiaware stellt ein ITS-Therapiemodul speziell für die Sprachtherapie dar. Sie ist ein computergestütztes Befund- und Therapieverfahren, welches bei der Therapie von Aphasien aller Genesen und aller Aphasie-Standardsyndromen und Sonderformen Anwendung findet. Zurzeit existieren die Therapiemodule auditives Sprachverständnis, Leseverständnis, Schriftsprachproduktion, Lautsprachproduktion, Semantik, Textverarbeitung, Morphologie und Syntax. Diese werden jedoch ständig verbessert, weiterentwickelt und ausgetauscht.[14]

Das letzte ITS-Therapiemodul ist REWI - Reaktivierung von Alt- und Schulwissen. Das Modul bildet einen neuen Bereich im ITS-System und verfolgt das Ziel, die Sozialkompetenz des Patienten zu erhöhen und eine Unterstützung bei der beruflichen Wiedereingliederung darzustellen.[15] Um diesem Ziel gerecht zu werden, beinhaltet REWI die Therapiemodule Rechnen 1 - Addition und Subtraktion, Rechnen 2 – Multiplikation und Division, Rechnen 3 – Dreisatz und Geographie.

Alle ITS-Therapiemodule sind nach dem Prinzip der neuronalen Plastizität konzipiert. ITS arbeitet mit der Fähigkeit des Gehirns sich zu regenerieren, indem eine Reorganisation mittels einer strukturellen und funktionellen Neubildung von Nervenzellen und neuronalen Vernetzungen von statten geht. Jedes Therapiemodul ist für einen speziellen Bereich der kognitiven Leistungen zuständig und beinhaltet die einzelnen Aufgabentypen, die auf die einzelnen Teilleistungsstörungen des jeweiligen Bereiches zugeschnitten sind.ITS – Version 4.0 ist die aktuellste Version des ITS-Systems und beinhaltet viele technische Neuerungen. Aufgrund des neuen günstigeren Preismodelles ist ein effektiver und kostenbewusster

---

[13]Vgl. NCSys (Hrsg.), ITS-Therapiemodule für die neuropsychologische Rehabilitation, 2011http://www.ncsys.de/StartNeurops.html [19.11.2014].

[14]   Vgl.   NCSys   (Hrsg.),   ITS-Therapiemodule   für   die   Sprachtherapie, 2011http://www.ncsys.de/StartAphasie.html [19.11.2014].

[15]   Vgl.   NCSys   (Hrsg.),   ITS-Therapiemodule   –   REWI,   2011 http://www.ncsys.de/StartRewi.html [19.11.2014].

Einsatz möglich, da ITS nicht nur in großen Kliniken eingesetzt werden kann, sondern auch in kleinen Praxen.[16]

3.2. Die Tobii I-Serie

Die Tobii-Geräte der I-Serie sind Sprachausgabegeräte, die mittels Blicksteuerung, Touchscreen und Schalter bedient werden können.[17] Die Tobii I-Serie wurde entwickelt, um sprachlich und motorisch eingeschränkten Menschen eine größtmögliche Unabhängigkeit zu ermöglichen. Die Geräte sind sehr handlich, da sie wie aussehen ein Tablet und mit dem integrierten Akku einen stabilen Standfuß besitzen. Darüber hinaus verfügen sie über ein widerstandsfähiges und spritzwassergeschütztes Gehäuse sowie einem Display aus "Gorilla-Glas", was sie zu einem robusten Alltagsgegenstand macht.[18] Aufgrund dieser Voraussetzungen ist der Tobii I einfach und schnell einsetzbar und kann zu jeder Zeit und an jedem Ort verwendet werden. Durch das leistungsfähige und innovativste Sprachausgabegeräte wird eine Kommunikation rund um die Uhr ermöglicht.[19] Die Tobii I-Serie ist so ausgelegt, dass sie vielfältige und effektive Kommunikationsmöglichkeiten unterstützt. So hat der Nutzer die Möglichkeit, E-Mails und SMS zu schreiben, im Internet aktiv zu sein oder von Angesicht zu Angesicht mit anderen Menschen zu kommunizieren.[20]

In diesem Zusammenhang kann sich jeder Benutzer das Anwendungsprogramm aussuchen, welches zu seinen Fähigkeiten, Interessen, Alter und persönlichem Umfeld passt. SpezielleFunktionen sind zum einen die auswählbaren Kinderstimmen, die Kindern und zum anderen die Möglichkeit mittels gezieltem Hinsehen das Gerät in den Ruhemodus zu versetzen. [21] Die I-Serie verfügt über eine Umfeldsteuerung, die es dem Benutzer ermöglicht Infrarot gesteuerte

---

[16] Vgl. NCSys (Hrsg.), neuropsychologische und neurolinguistische Therapie, 2011 http://www.ncsys.de/index.html [19.11.2014].

[17] Vgl. Tobii Technology (Hrsg.), Grenzenlose Kommunikation, http://www.tobii.com [10.12.2014].

[18] Vgl. Messe Düsseldorf GmbH (Hrsg.), REHA Vista, http://www.rehacare.de [10.12.2014].

[19] Vgl. Tobii Technology (Hrsg.), Grenzenlose Kommunikation, http://www.tobii.com [10.12.2014].

[20] Vgl. Active Education (Hrsg.), Tobii I-12, http://active-education.ch [10.12.2014].

[21] Vgl. REHAVIASTA GmbH (Hrsg.), Tobii I-12, 2014, http://www.rehavista.de [10.12.2014].

Geräte zu steuern. So kannTobii I als Fernbedienung für Fernseher, Türen, Licht und sogar Spielzeug fungieren, was eine erhebliche Erleichterung für Schädelhirnverletzte darstellt.[22]

Die Geräte der I-Serie sind vielseitig einsetzbar und unterstützen aufgrund der vielen Funktionen den Benutzer bei der Führung eines selbstständigen Lebens. ITS ermöglicht eine Verbesserung der körperlichen Einschränkungen und sorgt auf diesem Wege für die Verbesserung der Selbstständigkeit. Trotz der unterschiedlichen Funktionsweisen und Anwendungsbereiche der beiden Systemeüben beide einen großen Einfluss auf das Leben des Betroffenen aus.

4. Fall aus der Praxis

Im nachfolgenden wird ein typischer Fall aus der Praxis vorgestellt.

4.1. Das Verletzungsbild

Im Rahmen eines Wegeunfalls zog sich der zum Unfallzeitpunkt 22 jährige Versicherte N. neben anderen Verletzungen ein offenes Schädelhirntrauma mit Schädelbruch und erheblicher Hirnschwellung zu. Hierdurch wurde eine Schädeldeckenöffnung erforderlich, welche der Druckentlastung diente.

Die Anfangszeit verbrachte der Versicherte in einem sogenannten Rotorest-Bett, welche aufgrund der ebenfalls beim Unfall erlittenen Lungenquetschung erforderlich war.

Nachdem N. für 72 Stunden sediert und intubiert wurde, kam es zum langsamen Aufwachen. Zu diesem Zeitpunkt war dem Versicherten ein selbstständiges Atmen allerdings noch nicht möglich, so dass ihm eine Trachealkanüle gelegt wurde. In dieser Zeit kam es auch noch zu häufigen Schlafphasen und vegetativen Entgleisungen, welche sich aber nach ca. 4 Wochen legten. Danach wurde N. auch die Trachealkanüle entfernt. Der Versicherte reagierte zu dieser Zeit bereits adäquat auf Ansprache.

Weiterhin lag bei ihm eine Halbseiten-Lähmung vor. Ebenfalls bestand noch eine Inkontinenz, was das Tragen von Windeln und eines Katheters erforderlich machte. Auch konnte er noch keine Nahrung selber zu sich

---

[22] Vgl. Tobii Technology (Hrsg.), Grenzenlose Kommunikation, http://www.tobii.com [10.12.2014].

nehmen. Die Nahrungsaufnahme erfolgte daher über eine Magensonde, diese verblieb bis zur geplanten Deckung des Schädeldeckels. Der Versicherte wurde täglich im Rollstuhl und am Stehbrett mobilisiert. Sprechen war N. nicht möglich. Er beteiligte sich an Gesprächen jedoch durch spontanes Hochhalten des Daumens, wenn er etwas bestätigen wollte. Auch konnte er einzelne Wörter auf einen Block schreiben.

4.2. Die Hilfsmittelversorgung

Um den bisher sehr positiven Heilverlauf weiterhin zu unterstützen, erfolgte ein Besuchstag bei seiner Familie. Dieser Besuchstag verlief ohne Probleme, so dass vereinbart wurde, dass der Versicherte alle 2 Wochen das Wochenende bei seiner Familie verbringen durfte. Hierdurch sollte der weitere Therapieverlauf positiv beeinflusst werden, da die Anbindung an die Familie, gerade im Hinblick auf das junge Alter des N. sehr wichtig ist. Diese Besuche im elterlichen Wohnhaus machten eine Versorgung mit verschiedenen Hilfsmitteln erforderlich.

Ziel der Hilfsmittelversorgung ist es, den Erfolg der Heilbehandlung zu sichern oder die Folgen von Gesundheitsschäden zu mildern oder auszugleichen (§ 31 Abs. 1 SGB VII).

Die Hilfsmittelversorgung im elterlichen Wohnhaus wurde für regelmäßige Besuche umfangreich gestaltet. Es wurden Haltegriffe im Toilettenbereich zur Benutzung der Toilette angebracht. Außerdem wurde ein Handlauf am Treppengeländer angebracht, welches speziell für die Treppe im Wohnhaus seiner Eltern angefertigt wurde. Dadurch wurde dem Versicherten das Erreichen des ersten Stocks ermöglicht, wo sich auch sein Zimmer befindet. Die bauliche Maßnahme war notwendig, da sich das Treppengeländer, ebenso wie die Halbseitenlähmung von N. auf der linken Seite befindet und somit ein selbstständiges Festhalten nicht möglich gewesen wäre.

Weiterhin wurde er mit orthopädischen Straßen- und Hausschuhen versorgt, um ein sicheres Stehen und Gehen zu gewährleisten. Außerdem hat er für die Reha noch einen Therapieschuh verordnet bekommen. Ebenfalls wurde ihm ein Spezialfrühstücksbrett zur Verfügung gestellt, welches am Tisch befestigt wird und bei dem man das Brot oder die Wurst etc. einklemmen kann, was eine einhändige Benutzung möglich macht und die Selbstständigkeit fördert.

Zusätzlich wurde für zu Hause ein Wannenlift verordnet, um eine sichere Körperhygiene zu ermöglichen. Aufgrund des positiven Verlaufs der Rehabilitation konnte der Wannenlift später durch einen Duschstuhl ersetzt werden.

In der Reha-Einrichtung erfolgte die Fortbewegung zu Anfang mit einem Rollstuhl. Im Anschluss konnte der Versicherte Gehstrecken am Vierpunktstock und hinterher am Einpunktstock zurücklegen. Lediglich lange Strecken werden noch mit dem Rollstuhl bewältigt. Um auch bei den Familienbesuchen an den Wochenenden seine Funktionseinschränkungen zu trainieren, insbesondere die Arm- und Handfunktion, wurde N. ein Motomed mit Armtrainer zur Verfügung gestellt. Diese Versorgung erfolgte über den Hilfsmittelpool.

Inzwischen wurde mit der Teilhabe am Arbeitsleben begonnen. Dafür befindet sich der Versicherte im Rehabilitationszentrum Bersenbrück. Hier wohnt er alleine in einem Apartmenthaus. Abends kommt ein Pflegedienst um ihm beim Duschen und bei der Zubereitung des Abendessens zu helfen bzw. unterstützend tätig zu werden, falls Hilfe benötigt wird. Hierfür erhielt der Versicherte ebenfalls wieder ein spezielles Frühstücksbrett. Momentan soll ein Dreirad mit sicherem Auf- und Abstieg erprobt werden, um dem Versicherten mehr Mobilität zu ermöglichen. So könnte er von seinem Apartment aus selber zur Reha-Einrichtung fahren und in seiner Freizeit mehr mit seinen Freunden unternehmen.

4.3. Die Indikation der Hilfsmittelversorgung zur Teilhabe

Die Teilhabe gliedert sich in die Bereiche Teilhabe am Arbeitsleben (§ 33 SGB IX) und Teilhabe am Leben in der Gemeinschaft (§ 55 SGB IX) auf. Da sich der Versicherte lange Zeit in der Heilbehandlung befand, wurden an erster Stelle Leistungen zur Teilhabe am Leben in der Gemeinschaft erforderlich. Ziel dieser Leistungen sind es, mit allen geeigneten Mitteln so früh wie möglich die selbstbestimmte Teilhabe der Versicherten zu fördern, um ein möglichst unabhängiges, eigenständiges und eigenverantwortliches soziales Leben führen zu können.[23] Hierbei sind in erster Linie die Bereiche Familie, Freizeit, Kultur, Sport und Erholung, Kommunikation, Wohnen und Mobilität angesprochen. Hierfür stellen die Unfallversicherungsträger aufgrund der gesetzlichen Grundlage der §§ 26 Abs.1, Abs. 2 Nr.3 und 39 SGB VII Hilfen und Unterstützungen für den Alltag bereit bzw. fördern diese. Oberstes Ziel ist dabei immer den Betroffenen ein möglichst selbständiges Leben in der Gemeinschaft zu ermöglichen. Diese erfolgt nach Orientierung der individuellen Bedürfnissen und Fähigkeiten eines jeden Einzelnen.

Dies sorgt für Zufriedenheit, welche sich wiederrum positiv auf den weiteren Heilverlauf auswirkt.

Besonders werden die Teilhabemaßnahmen durch die durchgeführte Hilfsmittelversorgung deutlich. Sämtliche Hilfsmittel dienten nicht nur der Kompensation seiner Einschränkungen, sondern ermöglichtem dem Versicherten auch wieder die Teilnahme am Familienleben und förderten seine Selbstständigkeit. Hierbei wird das Ziel eines eigenständigen Lebens konsequent verfolgt und erprobt.

5. Fazit

Die Ausarbeitung der Hausarbeit hat aufgezeigt, dass die Hilfsmittelversorgung bei Menschen mit erworbener Hirnschädigung nicht nur für den Erfolg der Rehabilitation notwendig ist, sondern auch unabdingbar für die Maßnahmen zur Teilhabe. Dies wird deutlich bei der Auseinandersetzung mit dem zugrunde gelegten Aktenfall aus der Praxis. Dabei lässt sich erkennen, dass der positive Heilverlauf weiter unterstützt wird, wenn der Versicherte jedes zweite Wochenende bei seinen Eltern verbringen durfte. Dieser Umstand machte eine umfangreiche Hilfsmittelversorgung notwendig, womit das Ziel einer sozialen Reintegration weiterhin gefördert wird. Somit wird dem Versicherten ein eigenständiges Leben ermöglicht.

Die in den Praxisfall gewonnenen Erkenntnisse zeigen auf, dass die Hilfsmittelversorgung individuell an jeden Betroffenen angepasst werden muss. Dabei ist ein besonderes Augenmerk auf die verschiedenen

---

[23] Vgl.Deutsche Gesetzliche Unfallversicherung und Sozialversicherung für Landwirtschaft, Forsten und Gartenbau (Hrsg.), Leistungen zur Teilhabe am Leben in der Gemeinschaft, http://www.dguv.de[02.12.2014].

Schweregrade der Hirnschädigung zu richten, um eine optimale Rehabilitation und Teilhabe zu gewährleisten. Da es sehr viele unterschiedliche Hilfsmittel gibt, bietet die REHACARE eine gute Möglichkeit, sich einen allgemeinen Überblick über die Hilfsmittelversorgung zu verschaffen und sich mit den neuen und innovativen Hilfsmitteln vertraut zu machen.